国家"十三五"重点规划图书

营养与食品安全科普系列读物

小标签 大健康

国家食品安全风险评估中心　组织编写

韩军花　主编

U0346363

中国质检出版社
中国标准出版社

北　京

图书在版编目（ＣＩＰ）数据

小标签　大健康 / 韩军花主编. -- 北京：中国标准出版社，2019.1（2022.12 重印）
（大质量　惠天下：全民质量教育图解版科普书系）
ISBN 978-7-5066-9177-2

Ⅰ. ①小… Ⅱ. ①韩… Ⅲ. ①食品营养－问题解答
Ⅳ. ① R151.3-44

中国版本图书馆CIP数据核字（2018）第271943号

小标签　大健康

出版发行：中国质检出版社　中国标准出版社
地　　址：北京市朝阳区和平里西街甲2号（100029）
　　　　　北京市西城区三里河北街16号(100045)

电　　话：总编室：（010）68533533　　　　发行中心：（010）51780238
　　　　　读者服务部：（010）68523946
网　　址：www.spc.net.cn
印　　刷：北京博海升彩色印刷有限公司印刷
开　　本：880×1230　1/32

字　　数：47千字　　　　　　　　　　　印张：2.75
版　　次：2019年1月第1版　　　　　　　2022年12月第2次印刷
书　　号：ISBN 978-7-5066-9177-2
定　　价：20.00元

《小标签　大健康》
编委会

主　　　编： 韩军花

编写人员： 韩军花　邓陶陶　屈鹏峰　李湘中　梁　栋

郭丽霞　韩宏伟　陈　思　白　瑶　陶婉亭

付文丽　潘京海

序　言

　　党中央国务院高度重视国民营养健康和食品安全工作，颁布了一系列文件，并作出了一系列决策部署。为认真落实中央文件和决策精神，按照《"健康中国2030"规划纲要》《国民营养计划（2017—2030年）》和《食品安全战略》的总体要求，围绕国家布局、工作目标和国民需求，结合国民营养健康和国家食品安全工作面临的新形势、新任务、新要求，加强国民营养健康和食品安全工作的有机融合和互动共进，坚持理念和目标导向，在全体国民中大力普及营养健康与食品安全知识，以构成政府、市场和社会三者互动的国民营养健康及食品安全工作现代治理体系，圆满完成党中央国务院交给的各项任务，显得尤为重要。

　　为推动国民营养健康和食品安全科学知识的普及，为公众提供个性化的精准指导，切实提升百姓营养健康与食品安全素养，以适应健康中国建设、国民营养和食品安全工作大局的需要，国家食品安全风险评估中心组织专家，围绕公众营养健康、食品安全知识科普宣教和风险交流，以《国民营养行动计划（2017—2030）》《中国居民膳食指南》和食品安全知识为基础，结合地方食物资源、饮食习惯和传统食养理念，编写了适合于不同地区、不同人群的营养与食品安全科普系列读物。

本系列科普读物包括食物与营养、营养与健康、营养与疾病、运动与营养、食疗养生等内容，目标人群涉及贫困人群、运动人群、特殊工种人群、集体用餐人群及老、中、青、妇女、婴幼儿等。为提升读物效果，注重循序渐进和急用先编，坚持在科学的基础上选题和编写，在创新且通俗易懂上下功夫，初步确定先期编著《老年营养与健康》《40个月的生命奇迹》《贫困地区营养与食品安全》《小标签　大健康》《"挑食"宝典——饮食营养与安全》及《食源性疾病知多少》等图文并茂的科普读物，包括大量的营养健康和食品安全的基础知识，以作为普及和入门读本，同时为第二期读物打下基础。

目标既定，初心难忘。按照习近平新时代中国特色社会主义要求，以人民对美好生活向往、健康乃第一等大事和写好健康这个一为己任，以营养和食品安全这个古老而又崭新的话题为内涵，努力推陈出新，以知识普及和认识提高来推动国民营养健康和食品安全工作取得化学反应和预期效果。如是，不枉我们全体编委的初衷和心血。

是为序。

《营养与食品安全科普系列读物》编委会
2018年9月

前　言

　　人需要穿各种各样的衣服以彰显个性、衬托美丽，食品也一样。

　　现在大家都买包装食品，所以许多食品企业已将包装上的标签内容作为一种竞争方式，有的产品标签设计很别致，有的色彩很绚丽，这样才能保证人们买到形形色色的食品，或者帮助人们看一眼标签就能找到自己需要的食品。

　　但是无论标签设计如何完美，作为消费者，有些本领还是需要初步掌握的。通过标签看实质，锻炼火眼金睛，可以给自己、家人的营养和健康筑一道温馨的屏障。尤其是当我们面对标签配料表中那些很"化学"的物质时，当我们看着"低脂""高钙""富含维生素"之类的字样不知所云时，当您的父母、孩子问您这个食物能不能吃时，当您想买"奶"可买回家却懊恼地发现买的是"饮料"时，我想那个时候您会需要这本小册子的。因为她以图文并茂的方式，告诉您标签的基本知识、我们国家的有关要求、标签上常见的用语及含义、日常容易被"忽悠"的地方云云。那么，让我们一起，看一看，试一试吧！

编者
2018年10月

目　录

一、

营养标签
基础篇

1. 食品标签是什么？食品标签上都有哪些内容？

答：食品标签就是食品生产企业为了让消费者了解食品的品牌、名称、组成成分等信息，印刷在食品包装上的文字、图案等内容。

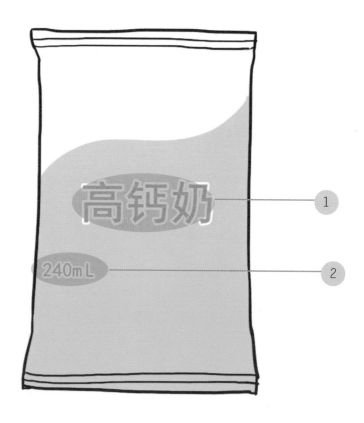

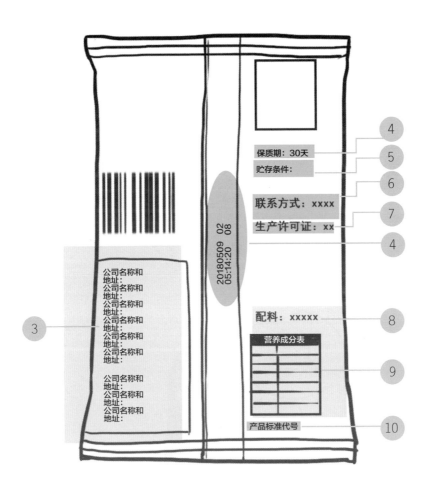

食品标签上包括的主要内容：
① 食品名称
② 净含量和规格
③ 公司名称和地址
④ 生产日期和保质期
⑤ 贮存条件
⑥ 联系方式
⑦ 食品生产许可证编号
⑧ 配料表
⑨ 营养标签
⑩ 产品标准代号

2.　如何快速看懂食品包装上的配料表？

答：有些食品包装配料表后面的内容密密麻麻，非专业人员看起来不是特别容易理解。作为消费者，快速看懂配料表，只需要了解以下原则：

第一，各种配料随着加入量的多少而呈递减排序的原则（加入量不超过2%的配料可以不按递减顺序排列）。

第二，食品添加剂必须标示。

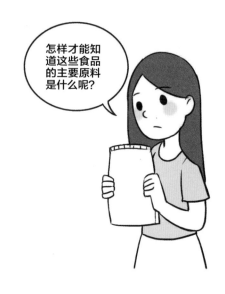

怎样才能知道这些食品的主要原料是什么呢？

3. 什么是营养标签？

　　答：营养标签是预包装食品标签上向消费者提供食品营养信息和特性的说明。营养标签是预包装食品标签的一部分，信息应真实、客观、可信。

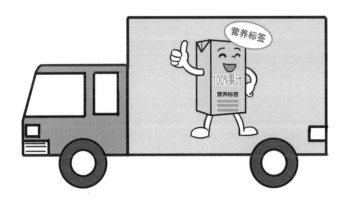

4. 营养标签包括哪些内容?

答:食品营养标签主要包括用数字形式表达的"营养成分表",以及在此基础上用来解释营养成分水平高低和生理功能的"营养声称""营养成分功能声称"。

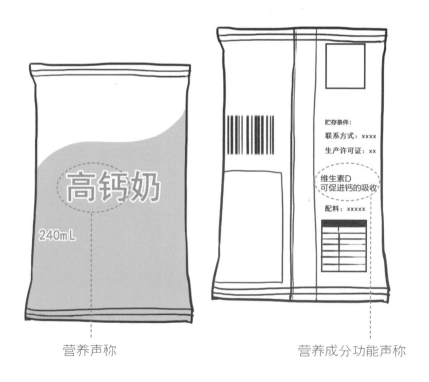

营养声称　　　　　　　　　　　营养成分功能声称

5. 营养标签的好处有哪些?

答:

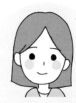

消费者

了解食品营养特点

选购食品指南

膳食平衡参考

营养健康知识的来源

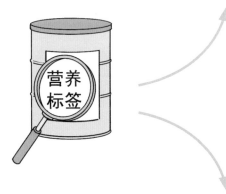

生产者

引导企业生产更多符合营养健康要求的食品

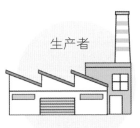

6. 营养成分表中包含哪些营养素?

答:营养成分表含有的营养素种类,每个国家规定不完全一样。

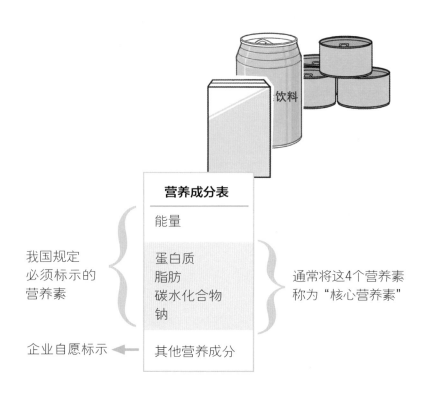

7. 如何用一张图读懂营养成分表?

答:

营养成分表

项目	每100g	NRV%
能量	1823kJ	22%
蛋白质	9.0g	15%
脂肪	12.7g	21%
碳水化合物	70.6g	24%
钠	204mg	10%
维生素A	72μgRE	9%
维生素B₁	0.09mg	6%

① 能量以及蛋白质、脂肪、碳水化合物和钠4种"核心营养素"属于强制标示内容,即"1+4"。

② 其他的营养成分(如维生素、矿物质),企业可自主选择是否标示。

③ 国家标准规定营养成分含量可以以100g、100mL或"每份"作单位。

④ 每种营养成分的含量占营养素参考值(NRV)的百分比,要求在营养标签中标明,消费者可根据营养素参考值更科学地调整饮食。

8. 营养标签中"1+4"是什么?

答:"1+4"是指营养成分表中至少应标出能量和4种核心营养素(蛋白质、脂肪、碳水化合物、钠)的含量及其占NRV百分比,这是出于对当前居民营养状况考虑而规定的。

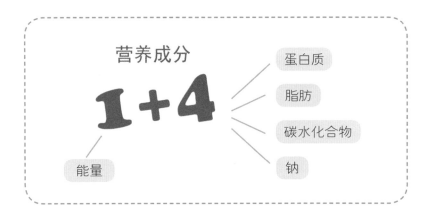

除此之外,标签中还需要根据情况标示以下营养成分:

——进行了营养声称或营养成分功能声称的营养成分;

——强化的营养成分;

——配料或生产过程中使用了氢化和(或)部分氢化油脂时,应标示出反式脂肪(酸);

——对于企业自愿标示的其他营养成分,也有具体的要求和规定。

9. 怎么理解营养素参考值（NRV）？

答：营养素参考值（NRV）是一组专门用于营养标签的参考值，用于比较食品营养成分含量多少的一组数值。一般消费者很难从数字表面看出食品中某一种营养素的高低，如下面坚果营养成分表中的脂肪含量为53.2g/100g，这里的"53.2g"对于我们来说是高了还是低了，消费者无法知道，但如果用NRV%来表示，则很好理解。吃100g这种食品，大概能满足我一天所需脂肪的89%，其他含脂肪多的食物就要少吃啦！

某坚果的营养成分表

项目	每100 g	NRV%
能量	2571 kJ	31%
蛋白质	25.1 g	42%
脂肪	53.2 g	89%
碳水化合物	16.0 g	5%
钠	587 mg	29%

如果您想知道其他营养素的NRV值，您可以在网上查询GB 28050 — 2011《食品安全国家标准 预包装食品营养标签通则》中的附录A。

10. 营养成分表中每份、每100g和每100mL有什么区别？

答：每份、每100g和每100mL，这三种标示方式都符合我国标准的规定，企业选择任一种方式都是可以的。

需要特别注意的是：标示的是每100g或每100mL时，如果想知道某份食品中营养素的总量，切记不能只看第二列数字，还得看该食品的总质量或总体积。

比如：某食品总质量200g，营养成分表如下，请问该食品含有多少脂肪？

营养成分表

项目	每100g	NRV%
能量	2003 kJ	24%
蛋白质	8.3 g	14%
脂肪	20.1g	34%
碳水化合物	64.4g	21%
钠	551 mg	28%

即：20.1g×（200/100）=40.2g。

11. 食品营养声称如何做到"表中有数"？

答：按照我国食品安全国家标准的规定，所有采用"富含""高""低""有""无""增加""减少"等声称用语说明营养特征的食品，都要在营养成分表中列出相应的营养成分含量，并符合规定的声称标准。"表中有数"可以帮助杜绝虚假广告。

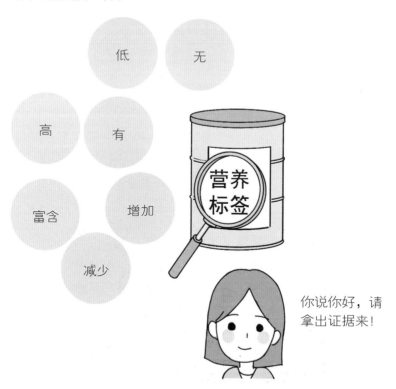

你说你好，请拿出证据来！

12. 营养成分功能声称是什么?

答:营养成分功能声称是指食品上可以采用国家规定用语来说明XX营养成分对维持人体正常生长、发育和正常生理功能等方面的功能作用。

凡是进行功能声称的食品都应在营养成分表中列出相应的营养成分含量,并符合声称条件。任意删改规定的声称用语或使用规定以外的声称用语均被视为违反国家标准。

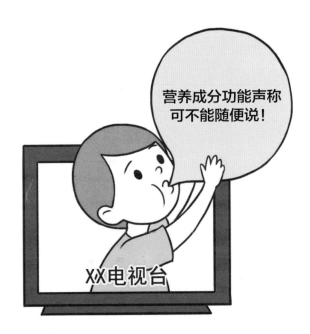

营养成分功能声称可不能随便说!

XX电视台

13. 拿计算器算一算摄入了多少营养素？

答：比如一袋薯片50g，营养成分表中标明了每100g的营养素含量，那么我们就知道吃完一袋薯片（50g），到底吃了多少能量及营养素。

营养成分表

项目	每100g	NRV%		50g
能量	2098 kJ	25%		1049kJ
蛋白质	4.6 g	8%		2.3 g
脂肪	24.9g	42%		12.45g
一反式脂肪	0g			0g
碳水化合物	64.6g	22%		32.3g
钠	708 mg	35%		354mg

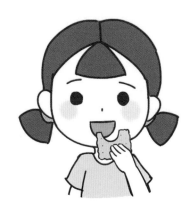

14. 所有的食品包装上都有营养标签吗？

答：是的，我国规定企业必须在食品包装上标示营养标签。但是，对于特殊情况，允许企业不标营养标签，比如下面几类情况：

（1）生鲜食品、现制现售食品。

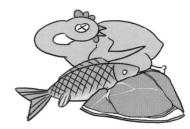

（2）包装面积特别小，根本没有地方（面积）标示营养信息。

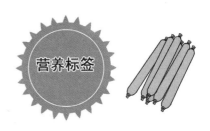

（3）每次吃的量不是特别大的食物，或者对我们营养素贡献较小的食品，如包装饮用水、味精、咖啡等。

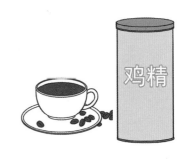

15. 营养标签标上营养成分种类的多少与食品营养价值有关系吗？

答：不一定。食品的营养价值与食品含有的营养素种类、含量等有关。

所以，看食品的营养价值高低，首先看营养成分表中的营养素种类，其次看该营养素的含量[通常看营养成分表最后一列，该营养素占营养素参考值（NRV）的百分比]。因为有的企业虽然在营养成分表列出多种维生素和矿物质，但后面的含量都是"0"，所以营养价值肯定不高。

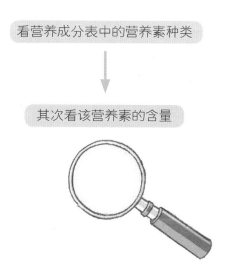

看营养成分表中的营养素种类

其次看该营养素的含量

16. 饭店的菜为什么没有营养标签？

答：关于菜肴的营养标签，我国曾经做过一些尝试，但是有一定的难度。毕竟"标准配方"的菜肴有时候很难实现。比如，同一家餐厅的宫保鸡丁，A厨师喜欢多油，B厨师喜欢多糖，这样营养成分差别会很大。

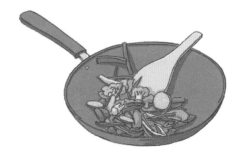

17. 如何获得非包装食品的营养成分信息？

答：如果您想知道非包装食物（市场上各种食物）都含有哪些营养成分，您可以查阅相关专业书籍，比如中国疾病预防控制中心营养与健康所编著的《中国食物成分表》，该书中列出了每一种食物含有的营养素种类和数量。

18. 如何通过营养标签确认无糖食品？

答：我国标准对无糖食品的要求如下所示：

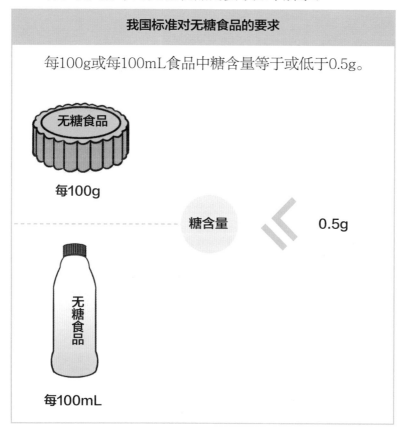

我国标准对无糖食品的要求

每100g或每100mL食品中糖含量等于或低于0.5g。

每100g

糖含量　≪　0.5g

无糖食品

每100mL

消费者可以核查标签上营养成分表中糖的含量是否达到要求。

19. 可以购买没有营养标签的预包装食品吗?

答：我国规定，从2013年1月1日起，必须在食品包装上标示营养标签，当然特殊的情况除外，比如生鲜食物等。

一般来说，营养标签的标示与否，跟食品质量的好坏没有直接的关系，而是企业应该向消费者展示的内容和承诺。

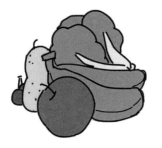 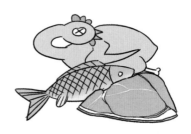

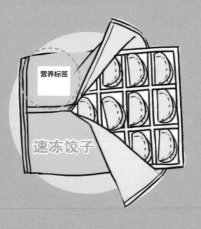

营养标签

速冻饺子

二、

营养标签
实践篇

20. 营养专家说牛奶钙含量高，为什么标签上找不到钙含量的标示？

答：牛奶确实是一种含钙比较高的食物，而且牛奶中还含有磷、维生素D、乳糖、氨基酸等促进钙吸收的因子。

我国标准规定，除了能量外，蛋白质、脂肪、碳水化合物和钠这4种营养素是必须标示的营养成分，其他的营养成分，比如"钙"，是选择标示的营养成分，由生产企业决定是否标示。所以，标签上不一定能找到钙的含量。

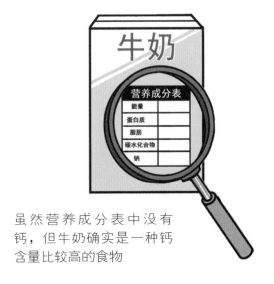

虽然营养成分表中没有钙，但牛奶确实是一种钙含量比较高的食物

21. 何谓高蛋白食品?

答:如果每100g食品中蛋白质含量大于或等于12g,或每100mL食品中蛋白质含量大于或等于6g,且该数值是真实可靠的,则该食品可以声称为"高蛋白"食品。

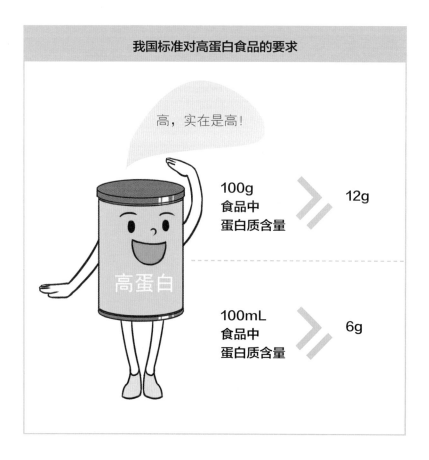

我国标准对高蛋白食品的要求

高,实在是高!

高蛋白

100g
食品中
蛋白质含量 ≫ 12g

100mL
食品中
蛋白质含量 ≫ 6g

22. 什么叫低脂肪食品?

答：我国标准对低脂肪食品的要求如下所示：

我国标准对低脂肪食品的要求

低脂肪食品要求每100g食品中的脂肪含量小于或等于3g，或100mL食品中小于或等于1.5g。

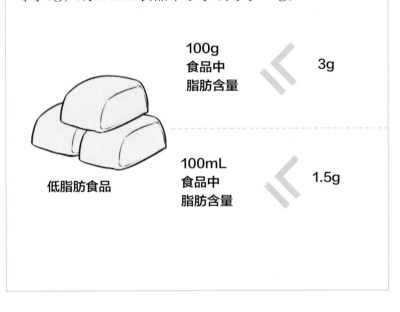

100g
食品中
脂肪含量　≤　3g

低脂肪食品

100mL
食品中
脂肪含量　≤　1.5g

23. 低钠食品也是低盐食品吗?

答:如果某食品标签上钠含量达到每100g或100mL的该食品中含量小于或等于120mg,就可以声称"低钠",也可以声称"低盐"。

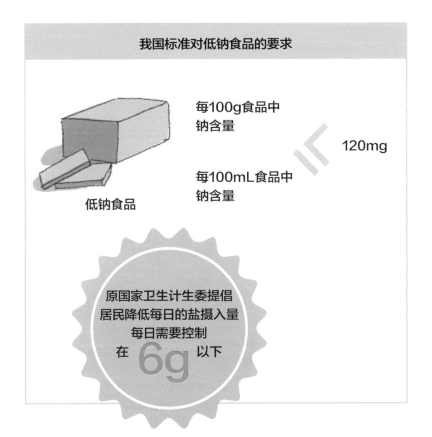

我国标准对低钠食品的要求

每100g食品中钠含量

120mg

每100mL食品中钠含量

低钠食品

原国家卫生计生委提倡居民降低每日的盐摄入量每日需要控制在 6g 以下

24. 标签上标示"高钙"奶就是钙含量很高吗?

答:我国标准规定,对于标示"含有""高""富含"某种矿物质元素,那就需要满足一定的条件。

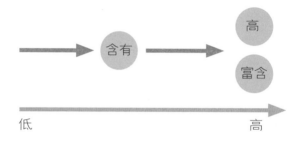

我国标准对"含有"钙食品的要求

就需要符合每100mL钙的含量≥7.5%NRV这个条件,钙的营养素参考值(NRV)为800mg,也就是说每100mL奶含钙量大于60mg。

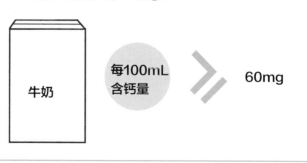

我国标准对"高"钙食品的要求

如果标示"高钙"奶，那就需要符合每100mL钙的含量≥15%NRV这个条件，也就是说100mL奶含钙量大于120mg。

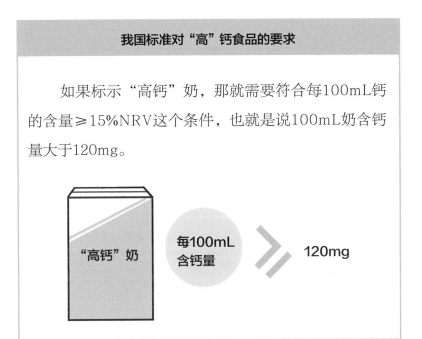

因此，相对于非"高钙"奶，"高钙"奶确实钙含量比较高。

25. 粗纤维小麦粉含有很高的膳食纤维吗?

答:不一定,对对下面的标准吧。

我国标准对含有膳食纤维食品的要求

如果小麦粉包装上标有"含有"膳食纤维,那小麦粉中膳食纤维至少要达到3g/100g。

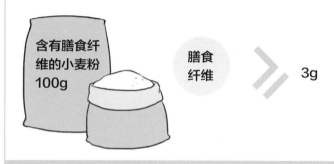

我国标准对含有很高的膳食纤维食品的要求

如果小麦粉包装上标有"富含""高"膳食纤维,那小麦粉中膳食纤维至少要达到6g/100g。

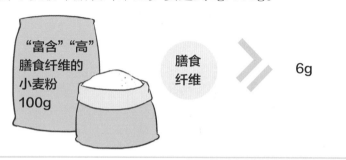

26. "富含膳食纤维"的麦片，膳食纤维含量很高吗？

答：膳食纤维是一类混合物总称，在体内具有重要的生理作用，有助于维持正常的肠道功能。《中国居民膳食指南》建议，成年人每天应该摄入25g～30g膳食纤维。对于标有"富含膳食纤维"的麦片，膳食纤维含量一定比普通的麦片高。

来看一个例子：

某品牌"富含膳食纤维"的麦片营养成分表

项目	每100 g	NRV%
能量	1630 kJ	19%
蛋白质	12.0 g	20%
脂肪	8.0 g	13%
碳水化合物	60.5 g	20%
膳食纤维	10.0 g	40%
钠	8 mg	0%

100g麦片中含有膳食纤维10g，占NRV的40%，符合我国标准规定的≥6g/100g的要求。因此，该品牌"富含膳食纤维"的麦片，确实有很高的膳食纤维。

27.带壳坚果的营养成分表怎么看?

答:营养成分表中营养成分的含量,表示的是可食部分营养成分的含量,也就是说不算壳。举个例子:

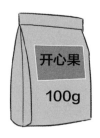

一袋100g开心果

能吃的果仁部分
大约有80g

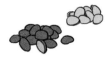

标签上所示的能量为每100g
果仁含有3000kJ的能量

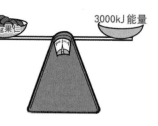

一次吃完一整袋开心果,摄入2400kJ能量

28. 只有"高钙"奶才能补充钙吗?

答:不一定。牛奶本身就是一种天然钙含量比较高的食物,并且蛋白质和钙之间有着微妙的平衡关系。前面已经说了我国标准对高钙食品的要求。

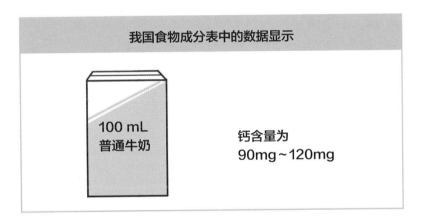

市场上的"高钙"奶比非"高钙"奶的钙含量多一点,但喝普通牛奶照样能补钙。

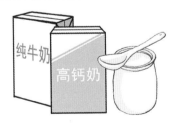

纯牛奶、酸奶、高钙奶都是补钙的好帮手

29. "低脂""脱脂"奶就是含有少量或不含脂肪吗？

答：是的！"低脂""脱脂"奶就是通过一定的加工程序，使奶中的脂肪含量降低，而生产的奶制品。

我国标准规定，脂肪含量≤1.5g/100mL的液态奶，企业就可以声称"低脂"奶

我国标准规定，脂肪含量≤0.5%的液态奶企业就可以声称"脱脂"奶

如果饮用一袋250mL的牛奶，摄入的脂肪的对比

种类	摄入的脂肪
250mL的全脂牛奶	约7.5g
250mL的低脂牛奶	≤3.75g
250mL的脱脂牛奶	≤1.25g

30. "无糖"饮料为什么还是甜的?

答:同样的道理,我国标准规定,当饮料中碳水化合物或者糖的含量≤0.5g /100g(或100mL)时,就可以在包装上标为"0",也可以声称"无糖"。

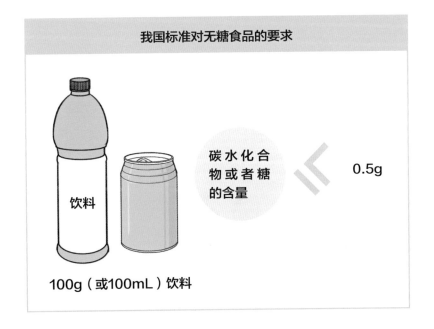

我国标准对无糖食品的要求

碳水化合物或者糖的含量 ＜ 0.5g

饮料

100g(或100mL)饮料

尽管是"无糖"饮料,但企业会加一些国家允许的甜味剂代替糖,如阿斯巴甜、安赛蜜、甜蜜素等,这样"无糖"饮料喝起来也是甜的。

31. "富含维生素C"的饮料，维生素C的含量一定很高吗？

答：同样的道理，企业在产品上标"含""富含"维生素C，都是要符合一定含量要求的。

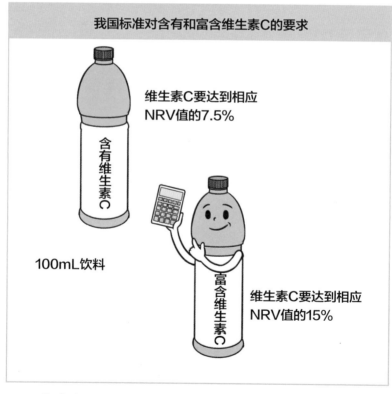

我国标准对含有和富含维生素C的要求

含有维生素C

维生素C要达到相应NRV值的7.5%

100mL饮料

富含维生素C

维生素C要达到相应NRV值的15%

维生素C的NRV值是100mg。

32. "果汁饮料""果味饮料"有区别吗?

答:来看看我国标准的规定:

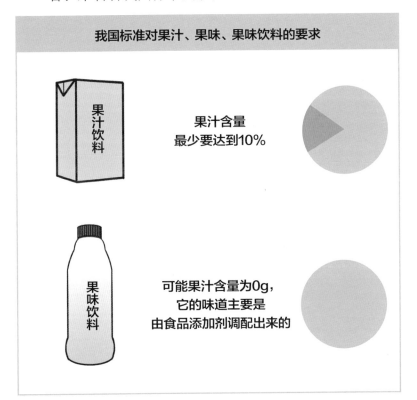

我国标准对果汁、果味、果味饮料的要求

果汁含量
最少要达到10%

可能果汁含量为0g,
它的味道主要是
由食品添加剂调配出来的

33. 碳酸饮料的能量为什么有很大差别?

答:有人说,不同的碳酸饮料能量差别很大。让我们直接看一个例子:

A品牌饮料　营养成分表

项目	每100 mL	NRV%
能量	190kJ	2%
蛋白质	0g	0%
脂肪	0g	0%
碳水化合物	11.2g	4%
钠	12mg	1%

B品牌饮料　营养成分表

项目	每份	NRV%
能量	628kJ	7%
蛋白质	0g	0%
脂肪	0g	0%
碳水化合物	36.3g	12%
钠	63mg	3%

A品牌饮料能量是用每100mL表示的,B品牌饮料能量是用每份表示的,每份可能为250mL或300mL,如果换算成同样的"标示方式",或许能量差别就不大了。

34. 都是饮料，有的能量很高，有的能量竟然是"0"，这是为什么？

答：我国标准对"0"能量的规定如下：

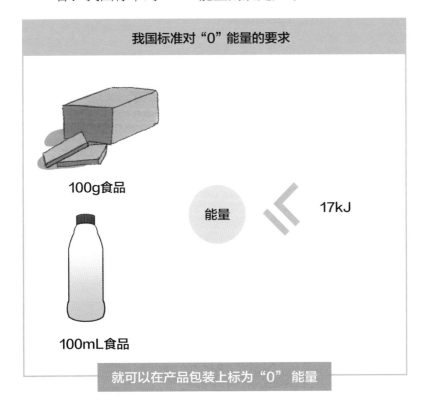

我国标准对"0"能量的要求

100g食品

100mL食品

能量 《 17kJ

就可以在产品包装上标为"0"能量

也就是说，并不是一点能量都没有，只是含量低微，对人体的能量贡献特别少，所以要求标为"0"。

35.薯片好吃，可专家说是垃圾食品，我该怎么办？

答：薯片作为一种休闲食品，偶尔吃一包可以让我们愉悦心情，也不是绝对不能吃。由于大部分薯片都是经过油炸制成，能量、脂肪和钠的含量相对较高，因此，吃的时候看看薯片的营养成分表，尽量少吃，量出为入。

某品牌薯片营养成分表（每份30g）

项目	每份	NRV%
能量	676 kJ	8%
蛋白质	1.5g	3%
脂肪	9.9g	17%
碳水化合物	16.6g	6%
钠	190mg	10%

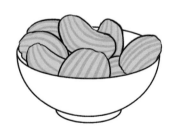

36.纯牛奶和调制乳,哪个好?

答:纯牛奶和调制乳的营养各有特色,无法简单地判断孰优孰劣。

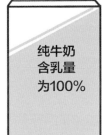

- 纯牛奶是以乳为唯一原料。
- 采用适当的加工程序,生产成的产品。
- 营养成分主要是牛乳自身含有的营养物质。

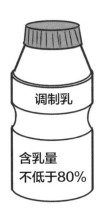

- 调制乳是以乳为主要原料。
- 调制乳是添加其他原料或营养强化剂等,采用适当的加工程序,生产而成的产品。
- 调制乳因为添加了一些其他成分,口感或部分营养素得到了改善。
- 调制乳的含乳量相对于纯牛奶有所降低。

37.方便面含有很多种添加剂吗？

答：我们大家都知道，方便面含有面饼、酱包、菜包、粉包等。企业把这几种不同的成分，分别标示其配料表（含有添加剂）。让我们看一个例子：

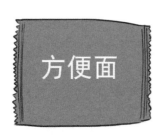

某品牌方便面配料表如下：

面饼：小麦粉，精炼棕榈油（含维生素E），淀粉，食品添加剂（醋酸酯淀粉、羧甲基纤维素钠、碳酸钾、碳酸钠、六偏磷酸钠、磷酸二氢钠、三聚磷酸钠、焦磷酸钠、海藻酸钠、黄原胶、谷氨酸钠、5'-呈味核苷酸二钠、栀子黄、核黄素），食用盐，谷朊粉，大豆分离蛋白，魔芋粉，全蛋粉。

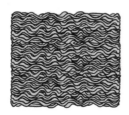

酱包：精炼棕榈油（含维生素E），葱，牛肉，食用盐，辣椒，食品添加剂（谷氨酸钠），大蒜，姜。

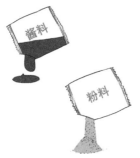

粉包：食用盐，麦芽糊精，食品添加剂（谷氨酸钠、5'-呈味核苷酸二钠、焦糖色），白砂糖，香辛料，食用香精，酵母抽提物。

我们可以清楚地看到：企业把食品添加剂都用括弧括起来了。比如，黄原胶可以使方便面的口感更加爽滑；栀子黄可以使方便面保持特有的色泽，促进食欲。而所有这些食品添加剂，都是经过科学家严格评估，按规定使用，对身体健康不会造成危害。

从营养的角度来讲，不应该将方便面作为主要食物：

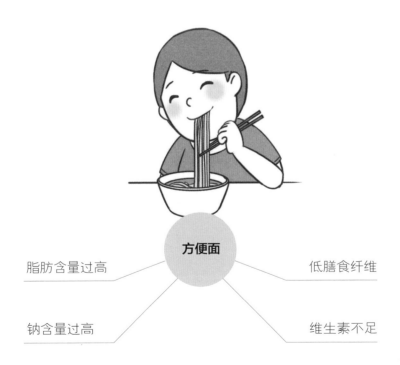

方便面

脂肪含量过高

低膳食纤维

钠含量过高

维生素不足

38. 黑芝麻糊一定含有很多黑芝麻吗?

答:不一定。黑芝麻糊含有多少黑芝麻,需要看配料表。

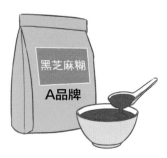 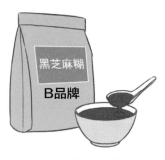

黑芝麻糊中配料为:
黑芝麻
大米
花生仁

多

少

黑芝麻糊配料为:
大米
白砂糖
麦芽糊精
食品添加剂(醋酸酯淀粉、
羟丙基二淀粉磷酸酯、食用
香料、抗坏血酸)
黑芝麻(添加量12%)
速溶豆粉
淀粉
黑米

**黑芝麻占配料表第一位,说明
其含量是最高的,至少比大米
含量高。**

**大米的含量最高,黑芝麻仅占
12%。**

　　因此,黑芝麻含量高不高,需要看黑芝麻在配料表中的
排序。

39.豆奶粉就是豆粉加奶粉，营养更加全面吗？

答：一般来说，豆奶粉并不是单纯的豆粉和奶粉混合而成。让我们看一个例子：

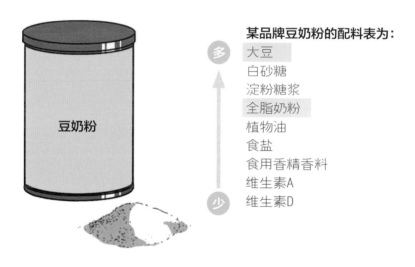

某品牌豆奶粉的配料表为：

多
大豆
白砂糖
淀粉糖浆
全脂奶粉
植物油
食盐
食用香精香料
维生素A
维生素D
少

按照之前所讲，全脂奶粉排在白砂糖后面，那含量自然比白砂糖少，所以该产品的奶粉含量并不高。所以，就不能把豆奶粉理解为：豆粉加奶粉了。

至于营养价值，那就得看营养成分表了，看营养成分的种类和含量。

40. 如何查看速冻水饺上的营养标签?

答:一般来说,市场上卖的速冻水饺都是生的,因此,速冻水饺上的营养标签是指生水饺的营养成分含量。

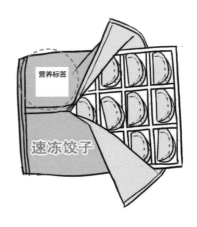

而在蒸煮的过程中,营养成分含量就会发生变化,比如饺子煮破了,油花花就出来了,那脂肪含量就下降了。

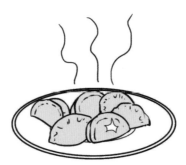

41. 火腿肠中的碳水化合物含量为什么差别很大？

答：一般来说，当火腿肠添加糖、淀粉的时候，碳水化合物含量就会高，如果不添加这些配料的话，碳水化合物含量就低，所以尽管都是火腿肠，碳水化合物含量差别比较大。作为消费者，可以看配料表，来判断是否添加了糖、淀粉等物质。我们直接看例子：

意大利式风干火腿配料：猪肉、食盐、食品添加剂（亚硝酸钠）。

意大利式风干火腿的营养成分表

项目	每100 g	NRV%
能量	1031 kJ	12%
蛋白质	25.8 g	43%
脂肪	16.0 g	27%
碳水化合物	**0g**	0%
钠	3800mg	190%

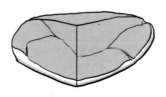

　　鱼肉火腿肠配料：鱼肉、水、食品添加剂（乙酰化二淀粉磷酸酯、卡拉胶、食用香精、山梨酸钾、三聚磷酸钠、焦磷酸钠、亚硝酸钠）、白砂糖、食用盐、鸡蛋白粉、味精、香辛料。

鱼肉火腿肠的营养成分表

项目	每100 g	NRV%
能量	770kJ	9%
蛋白质	12.5g	21%
脂肪	13.0g	22%
碳水化合物	**4.5g**	2%
钠	900mg	45%

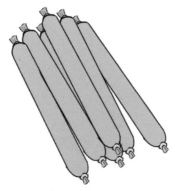

鱼肉火腿肠

42. 油炸薯片竟然"100%不含反式脂肪酸"?

答:来看看我国标准的规定:

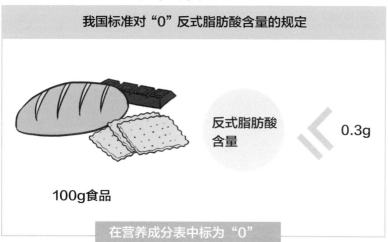

我国标准对"0"反式脂肪酸含量的规定

反式脂肪酸含量

0.3g

100g食品

在营养成分表中标为"0"

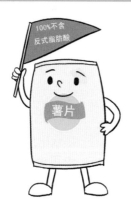

"0"也可以用"无"或者"100%不含"来替代。

43. 不同品牌的饼干，碳水化合物和脂肪含量差别为什么那么大？

　　答：不同品牌饼干，原料含量会不同，营养成分就自然不同了。

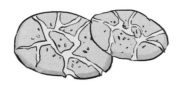

含有的脂肪相对较多

口感较酥，有湿润感的饼干

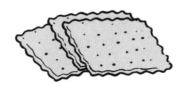

脂肪含量相对较少

口感较脆的饼干

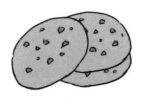

碳水化合物含量可能较高
也可能是使用了糖的替代品
（也就是食品添加剂），碳水
化合物并不高

口感较甜的饼干

44. 曲奇饼干配料表写了氢化植物油，为什么反式脂肪酸含量却写的是"0"？

答：氢化植物油是一种食品原料，在生产氢化植物油时，会产生反式脂肪酸。研究表明，反式脂肪酸对人体健康有一定的危害，所以应尽可能选择不含反式脂肪酸的食品。

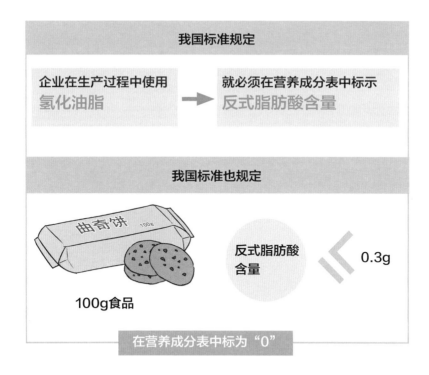

看来这个饼干中虽然用了氢化植物油，但反式脂肪酸含量低于0.3g/100g，所以标为"0"。

45. "无糖"口香糖为什么吃起来是甜的?

答：来看看我国标准的规定：

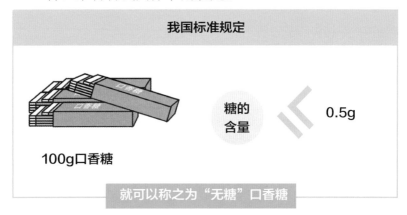

"无糖"口香糖与"无糖"饮料一样，而甜味同样是添加了一些其他的糖替代品。

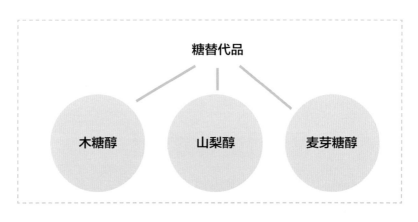

46. 为什么食用油比一般食品能量高很多？

答：食用油的主要营养成分是脂肪，蛋白质和碳水化合物含量是极低的。

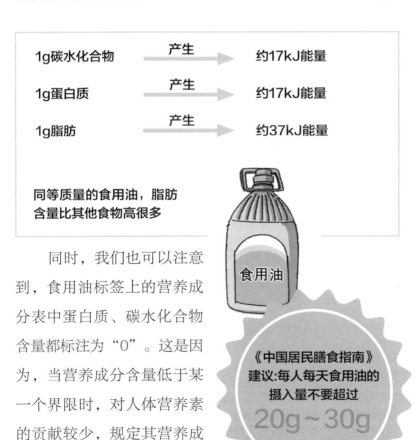

1g碳水化合物 ——产生——> 约17kJ能量

1g蛋白质 ——产生——> 约17kJ能量

1g脂肪 ——产生——> 约37kJ能量

同等质量的食用油，脂肪含量比其他食物高很多

食用油

《中国居民膳食指南》建议:每人每天食用油的摄入量不要超过

20g～30g

同时，我们也可以注意到，食用油标签上的营养成分表中蛋白质、碳水化合物含量都标注为"0"。这是因为，当营养成分含量低于某一个界限时，对人体营养素的贡献较少，规定其营养成分就标示为"0"。

47. 不同种类的食用油有什么区别？

答：食用油的种类很多，有大豆油、花生油、葵花籽油等，主要区别在于，脂肪酸含量不同，所以油脂的稳定性、风味就不同。

但是，从营养成分表上看不出各种食用油的区别。因为，我国规定，企业必须标示食用油中脂肪的含量，而没有要求必须标示不同脂肪酸的含量。

为了让食用油的脂肪酸配比更加合理，企业往往将两种或两种以上食用油进行调配，以调节产品的脂肪酸组成，也可以使调配后的油脂产品具有良好的风味和稳定性。当然，消费者也可以通过轮换着吃大豆油、花生油、葵花油等来实现合理配比。

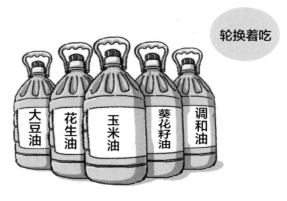

轮换着吃

大豆油　花生油　玉米油　葵花籽油　调和油

48.为什么有的食用油产品标签上写着"富含"维生素A和维生素E?

答：具体看看我国标准的规定：

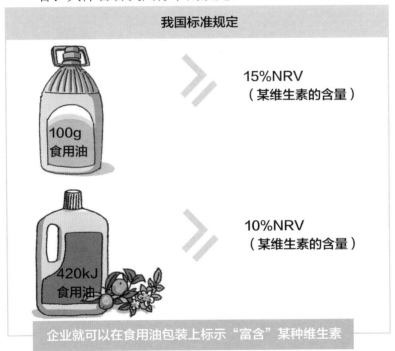

我国标准规定
100g 食用油 > 15%NRV （某维生素的含量）
420kJ 食用油 > 10%NRV （某维生素的含量）

企业就可以在食用油包装上标示"富含"某种维生素

举个例子，如果某品牌植物油声称"富含维生素A"，则以100g计算，维生素A的含量至少是：

15% × NRV（维生素的NRV是800μgRE）

所以，15% × NRV=15% × 800=120μgRE。

49. 有的食用油标签上有"维生素A有助于维持暗视力"的说法，这个合法吗？

答：我国标准规定，如果某营养素含量达到一定要求，可以将该营养素的功能声称印刷在产品包装上。对于企业在食品包装上可以标什么样的功能，标准都有详细的规定。因此，只要食用油中维生素A达到一定含量，就可以说维生素A有助于维持暗视力，这个是允许的，也是符合标准的。

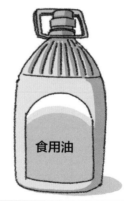

食用油

维生素A有助于
维持暗视力

50. 食品标签上标示的营养成分有助于人体健康的表述符合要求吗？

答：对于普通食品，我国允许在食品上标示营养成分的功能声称。

膳食纤维有助于维持
正常的肠道功能

对这些营养成分的功能标示，有很多明确的要求和规定，而不是企业想怎么标就怎么标。

特别说明
不允许在食品标签上标示的信息

预防某种疾病

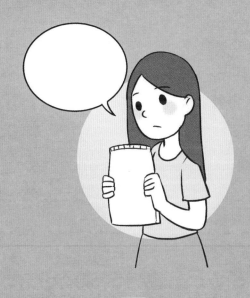

三、

营养标签
应用篇

51. 你买的是乳饮料还是调制乳？

答：乳饮料，就是含有乳的饮料，一般来说，其蛋白质含量相对于调制乳少很多。

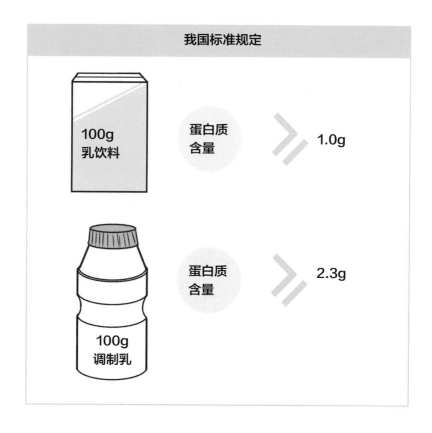

我国标准规定

100g 乳饮料	蛋白质含量	≥ 1.0g
100g 调制乳	蛋白质含量	≥ 2.3g

作为消费者，我们可以通过三个方面快速辨别：

看产品名称
比如酸酸乳饮料，但有的企业往往会把"饮料"两个字印刷的特别浅，相比"酸酸乳"这几个字不那么容易看出来。

看产品的配料表
如果是乳饮料，配料表中第一位是"水"，如果是调制乳，配料表第一位是"乳"。

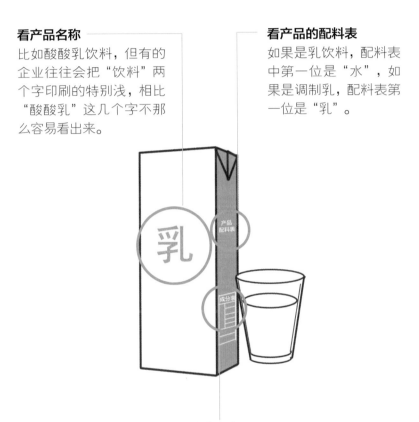

看产品营养成分表
如果是乳饮料，蛋白质含量往往≥1.0g/100g。
如果是调制乳，蛋白质含量必须≥2.3g/100g。

52. 儿童酱油一定很有营养吗?

答:我国没有专门的儿童酱油的标准,执行的是普通酱油标准,所以还得注意阅读配料表和营养成分表。

需要提醒您的是,酱油含盐量比较高,当您控制食盐摄入的时候,别忘了也要适当控制一下酱油。

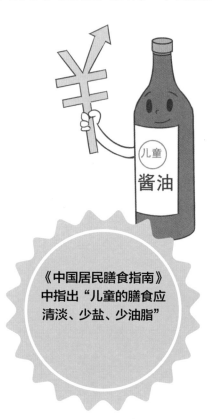

《中国居民膳食指南》
中指出"儿童的膳食应
清淡、少盐、少油脂"

53. 买面包应关注标签上的哪些内容?

答：市场上的面包种类、口味确实很多。作为消费者，需要重点关注：

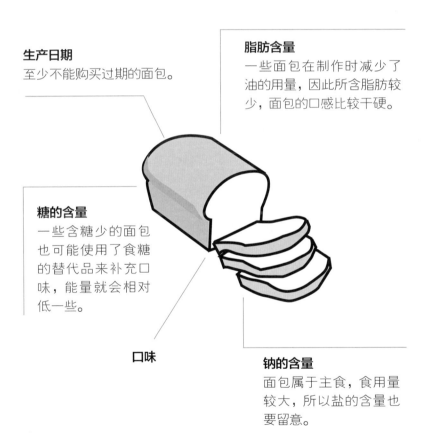

生产日期
至少不能购买过期的面包。

脂肪含量
一些面包在制作时减少了油的用量，因此所含脂肪较少，面包的口感比较干硬。

糖的含量
一些含糖少的面包也可能使用了食糖的替代品来补充口味，能量就会相对低一些。

口味

钠的含量
面包属于主食，食用量较大，所以盐的含量也要留意。

54. 孕妇奶粉配料表为什么那么长？

答：孕妇处于一个特殊的生理时期，不仅自身需要营养，而且也需要给胎儿提供营养，所以对能量和各种营养素的需要量相比普通女性都有所增加。为了更好地满足孕妇的营养需求，孕妇奶粉会根据国家标准要求，加入多种营养强化剂，因此配料表相对于普通奶粉就看起来比较长。

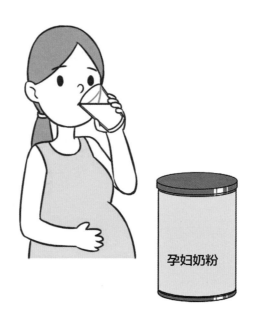

孕妇奶粉

55. 婴儿配方食品的配料表那么长，是添加剂吗？

答：细心的宝妈们发现，一罐奶粉的配料表中，有一大片"化学"物质，为什么要添加这么多物质，这些是添加剂吗？直接看例子。

××牌婴儿配方奶粉的配料表：

食品原料

乳糖，植物油，脱脂奶粉，浓缩乳清蛋白

营养强化剂

低聚半乳糖（GOS，乳糖来源），柠檬酸钾，磷酸三钙，氯化钠，碳酸钙，氯化镁，氯化钾，硫酸亚铁，硫酸锌，硫酸铜，硫酸锰，碘化钾，亚硒酸钠，L-抗坏血酸，酒石酸氢胆碱，抗坏血酸棕榈酸酯，混合生育酚浓缩物，d-α-醋酸生育酚，烟酰胺，D-泛酸钙，棕榈酸维生素A，核黄素，盐酸硫胺素，盐酸吡哆醇，叶酸，植物甲萘醌，D-生物素，维生素D_3，氰钴胺，花生四烯酸油脂（AA，高山被孢霉来源），二十二碳六烯酸油脂（DHA，寇氏隐甲藻来源），核苷酸（5'-单磷酸胞苷，5'-鸟苷酸二钠，5'-尿苷酸二钠，5'单磷酸腺苷），牛磺酸，肌醇，左旋肉碱，叶黄素（万寿菊来源），β-胡萝卜素。

因此，上述品牌的配料表，尽管一大堆"化学"物质，但都是营养强化剂，是为了给宝宝提供均衡、全面的营养。

56. 婴儿配方食品营养成分表所列的那么多物质都是宝宝必需的吗？

答：婴儿配方粉是以母乳为金标准，根据宝宝的生长发育需求严格设计的产品，添加的每一种物质、含量都有严格的要求和限制。根据我国标准规定，要求企业必须在标签上标示出来，满足消费者的知情权，也有利于食品监管部门进行监管。

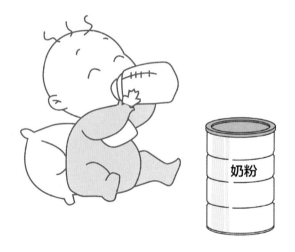

奶粉

需要特别说明的是：
母乳是6月龄内婴儿最理想的食物。
婴儿配方奶粉是不能纯母乳喂养时的无奈选择。

57.促销员说某品牌的婴儿配方食品中某些营养素含量比其他品牌高，那这个品牌的营养价值更高吗？

答：我国对婴儿配方食品营养素含量有非常严格的规定，既要求满足宝宝生长发育的需求，同时不能过量，给宝宝代谢造成负担。因此，对所有营养素给出一个范围值，只要符合这个范围，就能满足宝宝的营养需求。至于哪些营养素含量稍高或稍低，只是不同生产企业设计理念不同罢了。

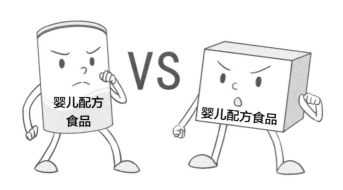

58. 为什么有的婴儿配方食品中没有添加DHA或AA？

答：其实，ＤＨＡ叫"二十二碳六烯酸"，ＡＡ叫"二十碳四烯酸"，都是长链多不饱和脂肪酸。

我国及绝大多数国家，将DHA、AA这类物质规定为"可选择性成分"。因为与传统的营养素（蛋白质、脂肪、各种维生素和矿物质等）相比，这类物质并不是人体代谢必需的营养素，如果奶粉中加入这类物质可能会给宝宝带来一定的益处，不加也不会造成婴儿营养素的缺乏。因此企业可以选择是否添加这类物质。

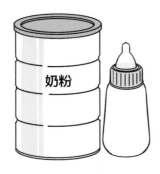

DHA AA
可选择性成分

奶粉

59. 促销员说"乳蛋白部分水解婴儿配方粉"可以帮助消化，防止宝宝拉稀，是真的吗？

答：乳蛋白部分水解，就是通过一定的方法将奶粉中的蛋白质这种大分子物质变为小分子的蛋白质和多肽，相当于替宝宝先做了个预消化，减少了宝宝的消化负担。

这种产品主要针对那些对蛋白质有过敏风险的宝宝设计的，避免发生过敏现象。有些宝宝有肠道不适或者腹泻的情况时，选择这类产品会有一定的好处。

没有蛋白质过敏风险的宝宝是否需要吃这种乳蛋白部分水解婴儿配方粉，学术上尚有争论。因此，购买这类产品时，先根据宝宝状况来判断，再咨询儿科的专家来决定。

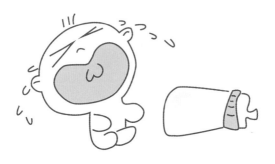

60. 宝宝营养米粉真的有营养吗?

答：宝宝大于6个月龄时，单纯母乳或婴儿配方食品喂养不能满足宝宝的营养需求，所以需要添加一定的辅食。为了使企业生产高质量的宝宝辅食产品，我国制定了宝宝辅食标准，对该类食品的营养素进行了特别规定。而宝宝营养米粉就是宝宝辅食的一个类别，称为婴幼儿谷类辅助食品，国家标准中对其规定了很多营养素要求。所以，营养米粉还是挺有营养的。

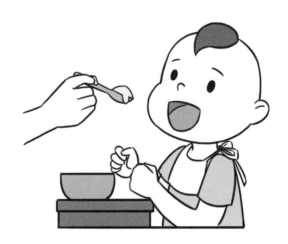

61. 如何通过营养标签来指导自己和家人的膳食呢?

答:营养标签确实很重要,我们通过营养标签可以了解到该食品的含糖量、含盐量(钠)等信息。购买预包装食品时,尽量选择低糖、低盐的食品。但是要指导家人的膳食,那就需要了解一些常规的营养知识,比如可查询最实用的《中国居民膳食指南(2016)》等。

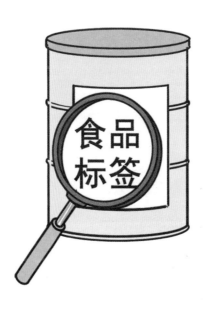

62. 给学龄儿童买食品应该重点关注营养标签上的哪些内容？

答：这里说的学龄儿童是指从6岁～18岁的未成年人，该年龄段正处于学习阶段，生长发育迅速，对能量和营养素的需要量相对高于成年人。

我们建议首先关注蛋白质含量；其次关注碳水化合物含量，特别是含糖饮料，尽量不喝或者少喝含糖饮料（容易增加发生龋齿和超重肥胖的风险）；最后关注钠的含量（过咸的食物不利于孩子良好口味的养成）。

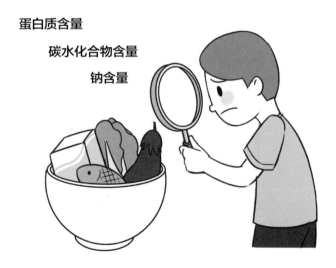

蛋白质含量
碳水化合物含量
钠含量

63. 给成年人买食品应该重点关注营养标签上的哪些内容?

答：这里说的成年人是指18岁～65岁的人群。由于个体差异较大，高矮胖瘦不同，特别是身体活动水平不同，因此要结合自身身体实际情况进行选择，但需要特别关注能量、脂肪和钠这三项。

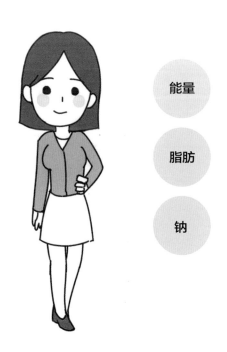

能量

脂肪

钠

64. 给老人买食品应该重点关注营养标签上的哪些内容?

答：这里说的老人是指65岁以上的人群。由于老年人消化、吸收能力有所下降，对部分营养素应该重点关注，建议重点关注蛋白质、钙和钠的含量。

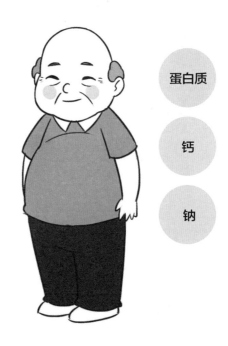

蛋白质

钙

钠

65. 乳糖不耐受的人如何选择合适的奶呢？

答：一般来说，随着年龄的增长，体内代谢乳糖的酶在减少，使人体不能代谢乳糖，一旦摄入含乳糖的食物，就会发生腹鸣、腹泻等症状，这就是我们平常所说的乳糖不耐受，成年人多见，儿童也会有发生。

因此，对于乳糖不耐受的人，可以选择低乳糖或无乳糖奶，也可以选择酸奶。乳糖不耐受者不宜空腹饮奶。另外，乳糖不耐受者在进食其他食物的同时饮奶，可以减轻乳糖不耐受症状。

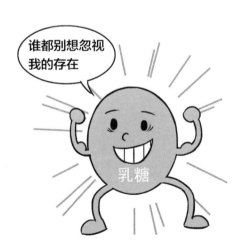

参考文献

[1] GB28050—2011　食品安全国家标准　预包装食品营养标签通则

[2] 国家食品安全风险评估中心.一分钟读懂营养标签.北京:中国人口出版社，2015.

[3] 杨月欣,韩军花. GB 28050—2011《食品安全国家标准　预包装食品营养标签通则》实施指南及示例解析.北京:中国质检出版社，2016.

[4] GB7718—2011 食品安全国家标准　预包装食品标签通则

[5] 杨月欣.中国食物成分表2004. 北京:北京大学医学出版社，2004.